REFLEXIONES DE LITTLE ROCK

Luis E. Paúl Kehrhahn

REFLEXIONES DE LITTLE ROCK

Fundación Los Coros

Panamá, 2014

© By Luis E Paúl Kehrhahn

ISBN: 978-980-365-247-0
Depósito Legal: 5402014340601

Edición por: Fundación Los Coros
Impresión por: Lightning Source, an INGRAM Content company

Corrección de textos:
Maria Eugenia Díaz
Diana Blaschitz

Diseño gráfico:
Anabella Derlon

AGRADECIMIENTOS

*A mis padres, hermanas y cuñados,
sin su ayuda sería imposible esta travesía.*

*A mis primos, tíos y amigos,
gracias por su especial cariño y dedicación*

A mi amada esposa Daniela, que siempre cree en mí

A mis queridos hijos, la inspiración y fuerza detrás de todo esto.

*A todo el equipo médico del Instituto de Mieloma de Little Rock,
al de la Dra. Angelina Rodríguez Morales
en el Centro Médico de Caracas y al del Dr. Ricardo Díaz
en el Centro Hematooncológico Paitilla en Panamá.*

CONTENIDO

INTRODUCCIÓN

D urante los últimos cinco años me ha tocado enfrentar una lucha contra el cáncer con todas sus implicaciones en mi vida. La idea del relato a continuación es transmitir el curso de acción que tomé y los aprendizajes que me ha dejado esta experiencia, para el mejor provecho posible de quienes puedan estar interesados.

Las próximas páginas están organizadas en tres capítulos. El primero, relata la historia de como fue mi diagnóstico de cáncer, sus implicaciones sentimentales y logísticas y las acciones que decidí tomar para intentar salvarme y recuperarme. El segundo, explica lo que aprendí de este duro proceso y mi descubrimiento de la medicina oriental y de una vida más espiritual. El tercero, explica como mi percepción de la vida cambió y cuales son las realidades de ser un sobreviviente de esta enfermedad tanto en lo personal como en lo profesional.

Mi historia trata de transmitir lo afortunado que he sido en tener una nueva oportunidad de vida y de como convertir la adversidad en algo positivo.

PARTE I

EL DIAGNÓSTICO

L uego de año y medio sufriendo de desgarres musculares, dolores óseos y exceso de fatiga como consecuencia del deporte, llegó la primera semana de marzo del 2008 y me dediqué a visitar nuevos médicos, además de hacerme mi examen anual de rutina. Mi condición física se había deteriorado mucho en los últimos seis meses sin poder lograr detectar qué estaba pasando, a pesar de haber visitado a varios especialistas. Esto se hizo indispensable a mi regreso de Dubái, donde había pasado una semana en un viaje de negocios. En el aeropuerto me equivoqué de puerta de salida y cuando me di cuenta de la magnitud del recorrido y del poco tiempo que tenía para devolverme, me pareció imposible lograrlo con los dolores de cadera y cojeo que sufría para aquel entonces. Antes de devolverme, me senté en el pasillo y con lágrimas en los ojos me dije, "Luis esto es muy serio, tienes que hacer algo".

De regreso en Venezuela, los nuevos exámenes y las visitas a nuevos especialistas produjeron dos resultados preocupantes. El primero, la anemia, que presentaron los exámenes de laboratorio y muy poco usual en un hombre de mi edad. El segundo, un informe del examen de resonancia magnética que fue revelador.

Comencé a leerlo en presencia de mi esposa Daniela. Decía: "Se nota la infiltración del medular óseo lo cual puede indicar la presencia de una enfermedad linfoproliferativa". La miré con una sonrisa y aún sin decirle nada, cerré el informe con discreción. Fui por su diccionario médico para buscar la palabra "Linfoproliferativa". Daniela había estudiado un año de medicina y tenía una estupenda bibliografía en la casa.

Existían más de doce páginas relacionadas con esa palabra y todas ellas, sin excepción, hacían referencia a la palabra "cáncer". En ese momento frente a la biblioteca del estudio de mi casa, supe que estaba en serios problemas.

No quería molestar a Daniela, que en ese momento estaba gestionando la primera quimioterapia de María Fernanda, su mamá. Sólo cuatro semanas antes le habían diagnosticado un avanzado cáncer de colon. Tomé mi material y me fui a casa de mis padres.

Allí, junto con mi hermana Isabella y guiados por mi madre, proseguimos la investigación. Por todos lados salía que la combinación de anemia y dolor óseo era indicativa de un tipo de cáncer de sangre llamado "Mieloma Múltiple" con un pronóstico promedio de dos años de vida.

Miré a ambas y con una sonrisa les dije "estoy jodido". Los tres sonreímos entonces, en una mezcla de nervios y angustia.

Impactado, regresé a la casa dispuesto a darle la noticia a Daniela. Lo que yo creía que sería un momento muy difícil resultó ser una de las conversaciones más fáciles de todas las que sostuve sobre este asunto. Con su carácter fuerte y siempre positiva, Daniela sencillamente me dijo: "Mi amor yo sé que tú vas a salir de esto. Cuenta con todo mi apoyo en las decisiones que creas que debes tomar". ¡Impresionante!

Al día siguiente, visité al médico especialista y durante todo el resto de la semana estuve sometido a innumerables exámenes que poco a poco fueron confirmando el terrible diagnóstico.

REACCIONES AL DIAGNÓSTICO

Mi reacción fue muy pausada y controlada. El entrenamiento gerencial me había enseñado a enfrentar de esa forma problemas y conflictos. Sin embargo, éste no era un problema empresarial sino de mi salud y durante toda mi vida había sido muy malo manejando las incertidumbres asociadas a mis resultados médicos. Esto fue una gran sorpresa.

Sin embargo, mi reacción me permitió evitar las dos cosas más perturbadoras de un diagnóstico como éste. En primer lugar, el miedo. No sentí miedo en ningún momento. Rápidamente comencé a pensar en como iba yo a solucionar el problema en que estaba metido y así evitar la paralización tan común que conlleva el miedo. En segundo lugar, nunca me detuve a pensar: "¿Por qué yo?". Esa actitud de víctima desamparada nunca ha sido una característica mía, pero además no agrega ningún valor y lo que hace es abrir las puertas de par en par a la depresión.

Con el tiempo confirmé que a tu alrededor siempre encontrarás a personas en condiciones más complicadas y que te enseñan a ver que las cosas pueden haberte tocado peor o que aún podrían ponerse peor. Por lo tanto, lo lógico era dedicar las energías a resolver con rapidez.

Prueba de ello fueron dos tragedias que viví muy de cerca y que me ayudaron a ponerme a trabajar todavía más rápido. La primera, fue el accidente de avión de un grupo de compañeros de trabajo de mi esposa. Con edades entre 23 y 30 años, perdieron la vida dejando hijos de 1 mes a 5 años de edad. La segunda, fue la de un conocido que perdió a su hijo mayor de 5 años. Ambos eventos me hicieron reflexionar que al menos yo había logrado tener una oportunidad para reaccionar. Los demás no.

Aquí es donde mi entrenamiento me ayudó a ganar tiempo. Me puse a pensar con qué contaba para ser exitoso en esta batalla y a tratar de ver el vaso medio lleno y no medio vacío en mitad de una noticia tan mala y sorprendente.

Me di cuenta de que por fortuna los primeros 40 años de mi vida habían sido maravillosos. Mis éxitos familiares, profesionales y de salud habían sido consistentes. Mi situación física era la mejor posible gracias a 10 años continuos de bicicleta montañera. Tenía unos hijos maravillosos, una esposa estupenda y unos padres y hermanas muy cercanos. El hecho de tener 40 años era una de mis mayores ventajas, ya que tenía mucho que perder y el interés por resolver mi problema era inmenso. De modo que, difícilmente podía estar mejor equipado para tratar de ganar una batalla como ésta.

También podía hacer una lista inmensa de las cosas negativas y de lo mucho que tenía por perder, que me servirían para conocerlas y no para concentrarme en ellas. Pero entonces decidí pensar en las cosas positivas y dedicar toda mi energía a actuar rápido. El tiempo estaba corriendo a una velocidad impresionante, como me di cuenta algún tiempo después.

Eso fue lo que le expresé a mi papá en una conversación que creo memorable, digna de recordar. Se acercó a mi casa a tomarse un trago conmigo y los dos con lágrimas en los ojos nos paseamos por lo complicado de la situación. Continuamente preguntaba por qué no le había pasado a él. Yo insistía en que yo tenía todas las de ganar. Pero el dolor que siente un padre por la situación de su hijo es, sin duda, muy difícil de manejar. Por demás, yo era su ejecutivo principal, su socio y por más de 15 años, su compañero de trabajo. Era la primera ocasión en nuestras vidas en que nos sentamos a conversar llorando sobre cómo íbamos a resolver este nuevo "proyectito". Fue una descarga, un rato indispensable para que ambos tomáramos fuerza y pudiéramos recuperarnos un poco de la impresión que nos causó el diagnóstico y el golpe tan fuerte que habíamos recibido todos como familia.

LA CONSTRUCCIÓN DE LA SOLUCIÓN

A la semana siguiente, decidí visitar al más reconocido médico de Mieloma Múltiple en Venezuela para una segunda opinión. Confirmó el diagnóstico y recomendó a varias instituciones en el exterior con buenos tratamientos. Mi idea no era buscar una buena institución, sino la mejor a mi alcance. De modo que la investigación debía ser exhaustiva pero rápida.

A través de la organización Young President´ Organization (YPO) activé la red mundial de soporte de salud y en menos de 12 horas tenía varios emails con experiencias similares y coincidentes en que el Instituto de Mieloma, en Little Rock Arkansas, Estados Unidos, era de los mejores.

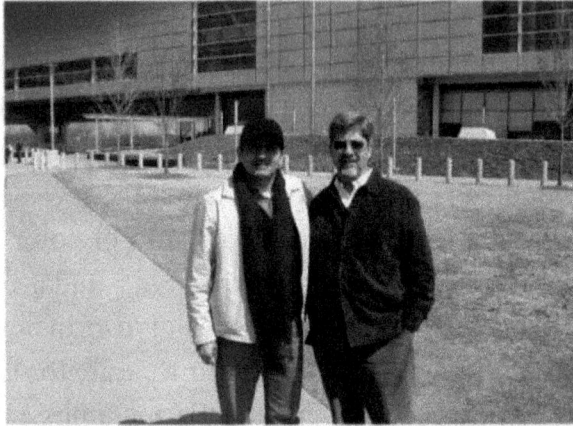

Mi Papá y yo a nuestra llegada a Little Rock. Al fondo, The Clinton Library.

Luego, mi hermana Marianella y su esposo Alberto, activaron su red mundial de consultores gerenciales, quienes en menos de ocho horas tenían listo un análisis de cuáles eran las mejores instituciones y las razones para ello. Coincidían con YPO en que el Instituto de Mieloma en Little Rock Arkansas, en Estados Unidos, era de los mejores.

Para mi sorpresa, por instrucciones de mi papá, ya Marianella había hecho previamente una investigación de seis horas por Internet y había concluido en que el Instituto de Mieloma de Arkansas era el mejor de todos.

Con éstos tres resultados de tanta calidad comencé a navegar en la página Web del Instituto de Mieloma de Little Rock Arkansas y me dio muy buena impresión. Tomé el teléfono y en menos de 10 minutos tuve la posibilidad de una cita con el mejor médico y la opción de incorporarme en uno de los mejores protocolos de tratamiento.

Sabía que en los próximos minutos debía tomar la decisión que cambiaría todo por el próximo año. Vivir en otro país, rehacer la logística con mi familia, mi trabajo, las finanzas, etc. Al final del razonamiento, sólo importaba el hecho de que esa era la mejor opción para salvar mi vida.

Luego de consultarlo con Daniela, tomé el teléfono de nuevo y concreté una cita de diagnóstico y tratamiento para el martes siguiente. Era día miércoles en Caracas y vísperas de Semana Santa del año 2008. Debía correr.

LITTLE ROCK

Antes de partir a Little Rock tenía que dejar algunas cosas organizadas en medio de la ausencia de certeza sobre mi verdadero estado físico. Debía dedicar tiempo con Daniela a explicarle cómo eran nuestras finanzas y en dónde estaba la información necesaria para que ella pudiese tomar las riendas. Además, debíamos acordar cómo abordar este asunto con nuestros hijos. Luego de consultar con varios especialistas, decidimos que no debíamos decirles nada aún, ya que con edades de 6 meses y 5 años era muy inconveniente someterlos a esa incertidumbre. Por lo tanto, me tocó estar con ellos esos últimos días con una tristeza profunda por no tener la seguridad de que volvería a verlos. Fue muy difícil.

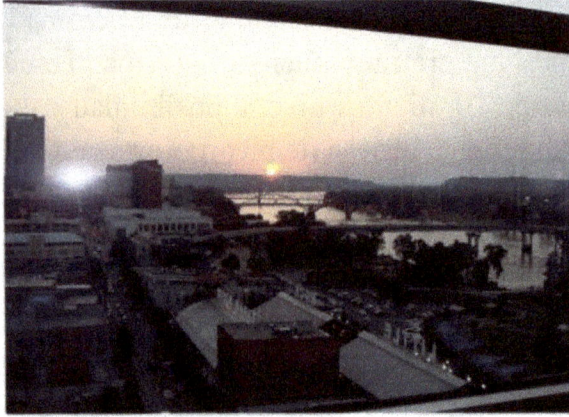

Atardecer desde el aparatamento de Little Rock

Comenzada la Semana Santa viajé con mi papá para Little Rock con el fin de conocer el lugar, estudiar sobre el tratamiento y estructurar la logística de mi estadía. Daniela debía quedarse acompañando a su mamá en su tratamiento.

A la 1 a.m., el vuelo que debía haber llegado a Little Rock a las 3 de la tarde del día anterior todavía estaba en Houston y no sabíamos si podríamos salir de allí durante esa madrugada. Llegamos a Little Rock las 2:30 a.m., sin maletas. Estas llegarían tres días después.

Nos quedamos en el alojamiento recomendado por los representantes del instituto. Este hotel resultó ser tan inconveniente para nosotros que puso en duda nuestra escogencia de Little Rock.

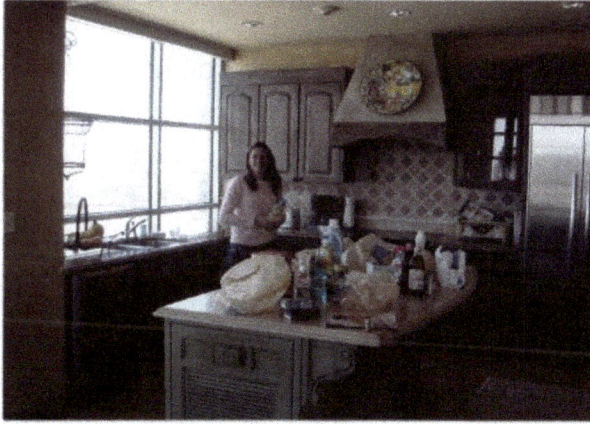

Daniela arreglando todo a su llegada al apartamento de Little Rock

Pasé una semana en exámenes y el 20 de Marzo, día de mi aniversario de bodas número 11, quedó confirmado nuevamente el diagnóstico de ambos doctores de Caracas.

Procedimos a estudiar a profundidad el protocolo médico al cual me iba a someter. Hicimos tantas preguntas a las personas del grupo de investigación que posteriormente nos confesaron que nunca habían visto algo similar.

Por supuesto, en poco tiempo nos convertimos en conocedores del Mieloma Múltiple. Al final de la semana teníamos la cita con el doctor Bart Bartlogie, el médico más famoso en la clínica y el director de la misma, quien nos dio una excelente impresión. Tuvimos una conexión mutua, de la cual nos dimos cuenta después. Bart nos invitó a cenar esa noche y hablamos de distintos temas en una conversación amena y agradable. Le dijo a mi papá: "Luis, don´t worry, I will deliver".

Para el día viernes ya estábamos claros de que tendría que estar en Little Rock al menos seis meses sometido a un tratamiento de altas dosis de quimioterapia. Este tiempo comprendería la aplicación de cuatro ciclos regulares de quimio y dos trasplantes de células madres. Las probabilidades de éxito eran muy buenas, contrariamente a lo que había sido nuestra primera impresión en Caracas.

Pero antes debíamos resolver uno de los aspectos más delicados: la comunicación en La Empresa sobre la causa de mi ausencia y la solución al respecto.

LA NOTICIA EN LA EMPRESA

Por la importancia de mi cargo como Presidente Ejecutivo, insistí en que la noticia debía llegar a la Empresa de una sola vez y con un solo mensaje. Si alguien filtraba la información se comenzarían a crear rumores, que podían afectar considerablemente el ambiente laboral.

Entonces creamos los anillos de información. El primer anillo, estaba constituido por el entorno familiar directo: padres hermanos y cuñados. El segundo anillo, lo formaban los amigos y familiares muy íntimos y el tercero, eran el resto de nuestros familiares, amigos y conocidos.

Escogimos dar la noticia en la empresa en ocho días, para tener tiempo de hablar con los miembros de la Junta Directiva, el asesor de imagen y los Gerentes que debían asumir mis responsabilidades. Nuestro plan fue aceptado y el fin de semana antes del anuncio en La Empresa, ampliamos la noticia al segundo anillo.

El anuncio se hizo en conferencia telefónica a todos los miembros del equipo gerencial que yo dirigía, once personas del más alto nivel. A las 8:30 a.m. del día lunes 31 de marzo del 2008, mi papá entró al Comité de Gerencia y como primer punto del mismo, dio una pequeña introducción sobre mi ausencia y comunicó que yo les explicaría directamente de qué se trataba. En ese instante entró la comunicación y desde Little Rock, comencé a exponer lo que tenía, que debía hacer para recuperarme y cuál era la solución empresarial que pensábamos que debía implementarse.

Me pareció que la gente se quedó helada y sin poder emitir palabras por la impresión y la tristeza. Pero logramos la reacción que todos considerábamos indispensable: un ambiente de compromiso en esos momentos difíciles y una infusión de energía al equipo para seguir adelante esperando mi recuperación.

Los comentarios al término de esa reunión fueron muy favorables. Mucha gente en la empresa pensó que la crisis había sido bien manejada con un mensaje transparente y una buena solución implementada rápidamente. Esa misma tarde comenzamos a dar la noticia al tercer anillo de información.

Pensando después en esta estrategia de comunicación, creo que fue una de las cosas más acertadas que logramos hacer en esa etapa inicial de la crisis.

MY FAVORITE CONDO

Pero en Little Rock debíamos resolver algo muy importante: ¿Dónde pasaría yo seis meses un poco más cómodo? Por casualidad, la encargada del área Internacional de la clínica

nos recomendó ver un buen apartamento que podría estar des-
ocupado. Tomó el teléfono y consultó a la corredora y ésta le
respondió que el próximo lunes se desocupaba un apartamento. "It's my favorite condo available", le dijo.

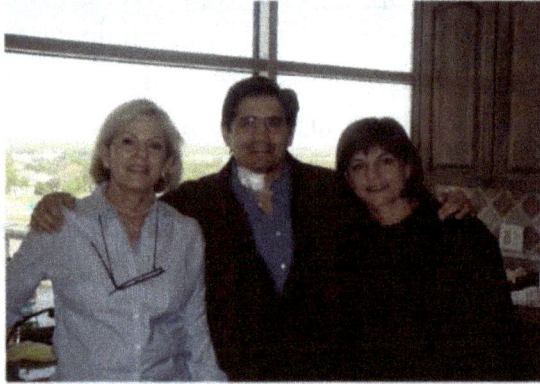

Con mis acompañantes, Marianella y la tía Luz, en el apartamento

Era día viernes. Fuimos a verlo esa misma tarde y antes de
llegar, pudimos conocer un poco mejor a Little Rock con sus
virtudes de ciudad. Nuestra suerte comenzaba a cambiar.
Cuando llegamos al apartamento, nos quedamos emocionados
de lo conveniente que resultaba para nosotros.

Completamente equipado, con una vista espectacular de
los edificios del centro de la ciudad, del río que la atraviesa y
de las montañas en el horizonte. El tamaño era el ideal para lo
que necesitábamos y el precio manejable. Decidimos tomarlo
inmediatamente y para el lunes, horas antes de la llegada de
Daniela a Little Rock, ya estábamos mudados. No se podría

quejar de nada, teníamos todo resuelto. A ella le pareció perfecto y nos anotamos unos puntos.

La decisión de tomar ese apartamento fue clave en mi proceso de recuperación. Un lugar agradable es indispensable para los momentos tan duros que se viven en estos tratamientos.

Luego de dar la noticia en La Empresa y expandirla al tercer anillo la información, comencé a recibir gran cantidad de llamadas y de emails de solidaridad. Nunca lo había previsto. Me sentí afortunado por haber recibido mucho apoyo y tantas muestras de cariño en el momento que estaba viviendo.

Uno de esos emails me gustó mucho en particular. Era de un amigo de la familia quien puso en cuatro puntos lo que por su experiencia creía debían ser los aspectos fundamentales a cubrir en mi proceso.

Me gustó por dos razones: Una, porque era una buena forma de resumir algo tan complejo, y la segunda porque demostraba que intuitivamente en el camino, ya habíamos construido la solución que él nos proponía y eso nos reforzó que estábamos comenzando con un buen pie. Los cuatro puntos eran los siguientes:

1.- Debíamos buscar la mejor solución médica posible a nuestro alcance.

El instituto de Mieloma de Little Rock Arkansas estaba catalogado como el mejor del mundo y nos había gustado mucho desde el primer momento. El médico era fantástico.

2.- Debíamos contar con los recursos financieros para costear todo el tratamiento para poder dedicarnos sin angustias a la recuperación. El seguro internacional con el que contaba estaba por encima de las necesidades del tratamiento, y logramos que cubriera todo el protocolo. Tenía mucha suerte en haberlo obtenido y gestionado antes de necesitarlo, más aún, estoy convencido de que esta historia sería completamente distinta de no haber contado con dicho seguro.

3.- Debíamos contar con un apoyo familiar y de amigos consistente y muy fuerte. La familia directa estaba ya muy comprometida a ayudarnos a Daniela y a mi a resolver este problema. Pero el soporte y la solidaridad de nuestra familia extendida y nuestros amigos también ya habían sido contundentes.

4.- Debíamos lograr un ambiente de optimismo y energía positiva para asegurar una recuperación exitosa, el cual no podía decaer nunca independientemente de los momentos difíciles.

Otra de esas manifestaciones de solidaridad muy especiales fue la de un socio nuestro en USA, a quién yo le había contado el cuento de que durante los maratones que hacía mi esposa anualmente, a mi me decían el "Banana Boy", ya que yo la esperaba en varios puntos del recorrido para entregarle una banana a efectos que mantuviera la fuerza y el ánimo. Estando en la clínica, recibí una carta de este socio y en la misma manifestaba su absoluta solidaridad, pero además contaba que recordaba mucho ese cuento y que pensaba que ahora le tocaba a Daniela convertirse en la "Banana Girl" durante el período de mi recuperación. Recordé mucho esa carta posteriormente y me daba mucho ánimo.

EL RETIRO

Luego de una profunda reflexión con Daniela, acordamos como íbamos a pasar seis meses juntos pero separados y lidiar con los niños y el tratamiento de mi suegra en Caracas. Elaboramos su plan de visitas a Little Rock y con una meticulosa preparación de un cronograma, ideado por Isabella, quedó planificada la logística de acompañantes por ese periodo.

El apartamento 13-06 del número 521 de la calle Presidente Clinton en Little Rock se convertiría en lo que llamamos posteriormente "El retiro", con uno de los ambientes más agradables y sanos que he tenido en mi vida. Los momentos resaltantes que pasamos allí fueron narrados progresivamente en el tiempo en unos famosos "Partes" que Marianella sabiamente comenzó a implementar y que permitían a la familia y los amigos estar al corriente de la situación. Resultaron unos informes muy amenos preparados comúnmente por los acompañantes de turno que dejaron plasmados momentos difíciles, cómicos e inverosímiles. Pero fue, adicionalmente, una manera muy efectiva de comunicar continuamente a la familia y los amigos, la evolución del tratamiento y la situación en la que me encontraba.

Este "retiro" generó el necesario ambiente de optimismo y energía positiva y el espacio de reencuentro con toda la familia extendida, que ayudó enormemente a enfrentar el tratamiento. Un éxito sin duda.

EL INICIO

Luego de revisar mi expediente, los médicos recomendaron que me incorporara a un protocolo clínico llamado "Total Therapy II", con un tiempo de duración de 4 años. Un primer año de altas dosis de quimioterapias y tres años de mantenimiento.

Adicionalmente, el Dr. Bartlogie insistía en que el comienzo debía ser de inmediato en vista de que mi condición de salud era crítica. Tenía el 50% de la médula ósea tomada por células malignas, la cadera completamente fracturada a raíz de dos tumores muy grandes que causaban el cojeo y una debilidad evidente.

Pero con el apuro de las últimas semanas y el viaje tan accidentado había desarrollado una neumonía acompañada de fiebre muy alta, que me impedía iniciar las sesiones de quimioterapia. Debíamos esperar.

Además, había que atender otra eventualidad. El Mieloma es una enfermedad típica para edades superiores a 60 años. A mis 40 años, yo aún estaba en etapa de procrear y recordé haber leído en el libro de Lance Armstrong que la quimioterapia afectaría mi capacidad de tener hijos. Cuando hice la pregunta en la clínica, todos me miraron diciendo, sí claro hay que ir de inmediato al banco de esperma, no estamos acostumbrados a hacerlo por las edades de nuestros pacientes.

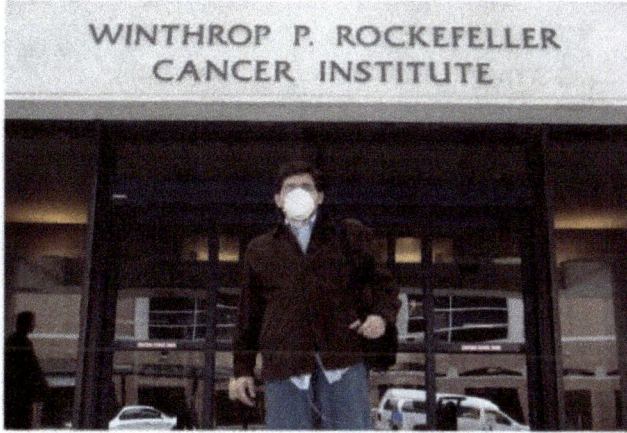

A la salida de una sesión de quimioterapia.
La máscara se usa para evitar infecciones.

Tal como recordaba de mi lectura del libro de Armstrong, era terrible. Debes encerrarte en un cuarto con unas revistas Playboy y un sofá pequeño a ver si puedes recolectar un volumen de esperma adecuado para dejar almacenado y así eventualmente poder tener hijos de nuevo. Al contrario de lo que yo anticipaba, lo hice muy bien. ¡A la primera!

Una semana después, ya en mejor estado y más descansado, comencé el protocolo clínico.

En general, los meses en Little Rock fueron muy difíciles y llenos de incertidumbre. Pero el inicio fue particularmente duro. Debía adaptarme en una semana a un intenso cambio de vida.

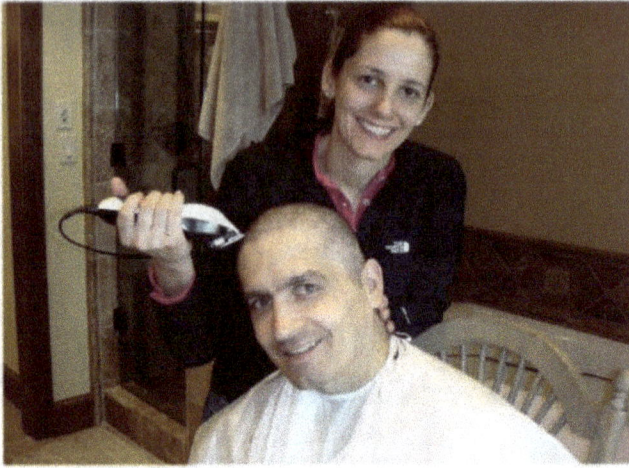

Lo inevitable, la caída del cabello luego de 2 semanas de iniciado el tratamiento

En primer lugar, de ser un ejecutivo acostumbrado a doce horas diarias de trabajo, manejando una organización completa a mi cargo, a ser un paciente de Mieloma en otra ciudad y país, sometido a algo que ni remotamente conocía.

En segundo lugar, comencé a relacionarme con otro tipo de gente. A mis alrededores veía continuamente a personas muy enfermas y algunas en condiciones físicas deplorables. Era imposible no extrapolar lo que me venía por delante. Con el tiempo comencé a comprender que, independientemente de la edad, existen dos grupos bien definidos en los pacientes de cáncer: los que vienen al tratamiento de quimioterapia para morir mejor y los que vienen a vivir. Yo sin duda quería estar entre los que vienen a vivir y solamente con ese grupo me relacionaba. En esas relaciones empiezas a tomar referencias positivas y casos de éxito, que son los que te dan fuerzas para continuar.

En tercer lugar, debía manejar el dolor en vez del stress. Todos los exámenes y chequeos son físicos y con distintos grados de intervención. El seguimiento es diario y debes acostumbrarte rápidamente.

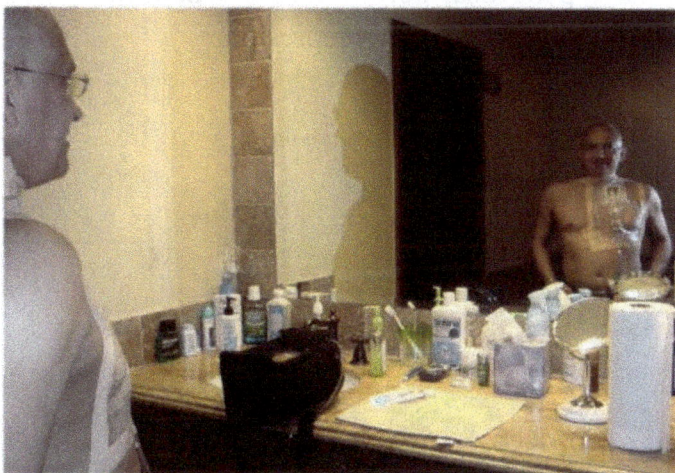

El catéter, la maleta de medicinas y la incomodidad para el aseo

LAS PRIMERAS QUIMIOTERAPIAS

Los primeros dos meses requerían de una quimioterapia muy fuerte que generaba mucha incertidumbre. ¿Cómo manejar los efectos secundarios y qué tan fuertes serían? ¿Se verían resultados tempranos que indicaran el reverso de la enfermedad? Esas eran las interrogantes que me hacía continuamente, mientras trataba de aprender a manejar mi cuerpo, mi mente y los efectos secundarios del tratamiento: malestares, que pueden ser de muchos tipos y cambiantes con el tiempo; neutropenia, donde los valores de los glóbulos blancos son muy bajos y los riesgos de infección altísimos; la "Quimobrain", en donde no logras procesar los pensamientos y se te olvida todo; los resultados de laboratorio, que se mueven en todas las direcciones y no sabes qué pensar, y por último, la rutina, que es aburrida y peligrosa, porque tiende a deprimir y a conducir a un círculo vicioso de dolor-depresión.

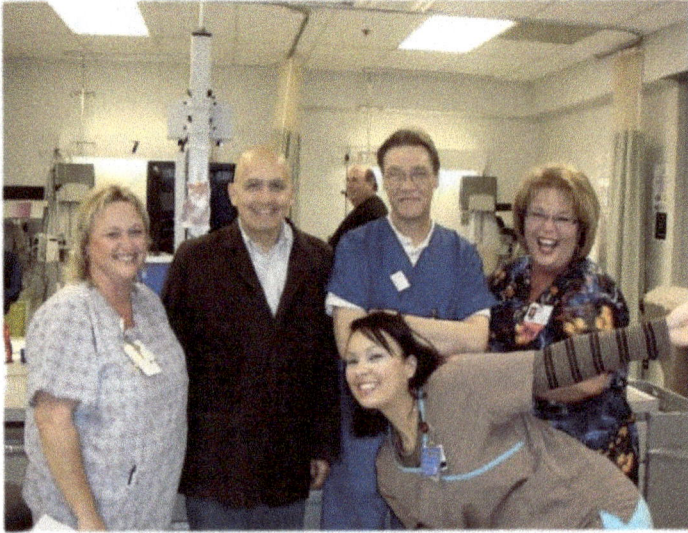

Con el equipo técnico de la sala de quimioterapia

Pero lo más difícil de manejar son los sentimientos de frustración que te embargan en todo momento. El más complicado para mi fue pensar que existía la opción de haberle fallado a mi esposa Daniela a tan temprana edad y no poderla acompañar en el crecimiento de nuestros hijos. Eran noches de insomnio y lágrimas, que poco a poco fui superando.

En esta etapa también me di cuenta de tres cosas fundamentales: la primera, que luego de leer y estudiar sobre la enfermedad, debía dejar el tema a un lado y hacer aquellas cosas que me gustaban. En mi caso, la música, la lectura y estudiar tópicos de interés técnico que sentía que tenía pendientes. La segunda, que para lograr tener un ambiente sano de soporte familiar, debía tratar de ser un muy buen paciente, optimista, respetuoso, agradecido y que se dejara cuidar. Por último, que mientras mejor relación tuviera con el equipo del hospital, mejor era mi capacidad de influir en la calidad y la prioridad de los servicios que recibía. Todo esto me ayudó mucho.

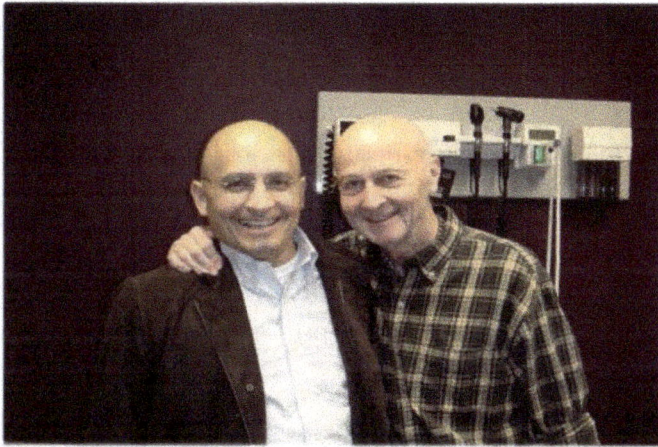

Con el Dr. Bart Bartlogie en una de las citas regulares de chequeo

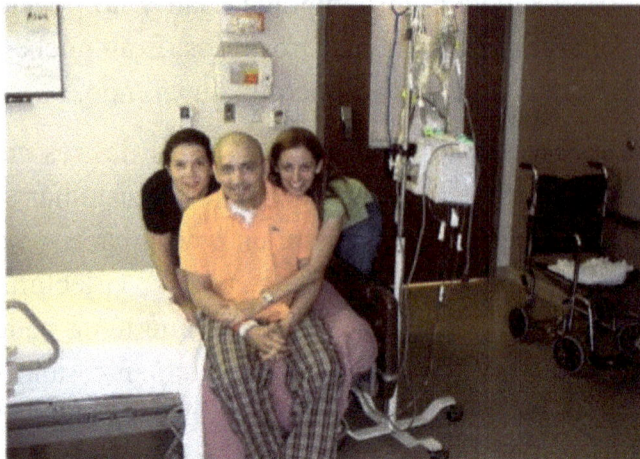

Con mis acompañantes, Andrea mi prima y Daniela, en la terapia intensiva

Durante las sesiones de quimioterapias, los ciclos eran de 30 días cada uno, distribuidos de la siguiente manera: los primeros 6 días debía estar conectado las 24 horas a un catéter que suministraba continuamente 3 tipos de medicinas colocadas en una pequeña maleta que debía cargar conmigo y que, impulsadas por una bomba, fluían hacia el torrente sanguíneo a través del catéter. La incomodidad para el aseo personal, la retención de líquido y el sonido de la bomba durante la noche no me permitían olvidar que estaba en un tratamiento médico de gravedad y que luchaba por mi vida. Pero adicionalmente, las nauseas, vómitos y dolores eran muy comunes. Luego de retirarme las medicinas, debía pasar 15 días administrando los efectos secundarios de la quimioterapia, que había estado matando las células malignas, pero también las células benignas del cuerpo. Por lo tanto, los valores sanguíneos eran muy negativos y la debilidad, la posibilidad de infecciones y el deterioro de las vías digestivas dificultaban enormemente la actividad diaria, sobre todo alimentarse. Al pasar estos 15 días, comenzaban a recuperarse los valores sanguíneos así como el color de la piel. Sin embargo, las vías respiratorias y los músculos del cuerpo emergían débiles y afectados. Por lo tanto, los siguientes 9 días debían utilizarse para recuperar al máximo la condición física. Afortunadamente en mi caso, logré mantener mi rutina de ejercicios en bicicleta y recuperar, luego de cada ciclo, mi capacidad cardiovascular y la musculatura original. Entendí que debía estar lo más fuerte posible antes de iniciar un nuevo ciclo. De lo contrario, el deterioro progresivo sería muy acentuado y dificultaría cada vez más enfrentar la quimioterapia.

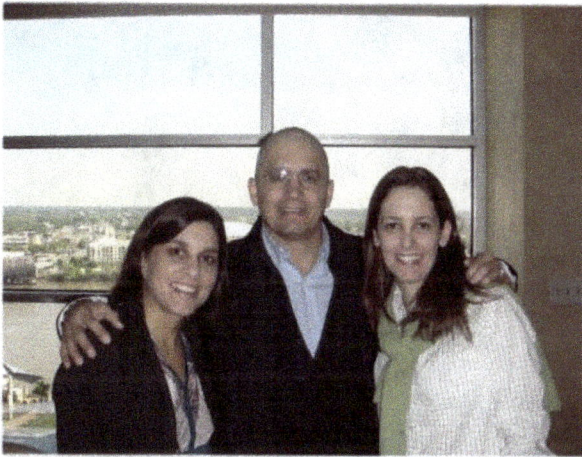

Con mis acompañantes, Isabella y Daniela, en el apartamento

LOS TRASPLANTES DE CÉLULAS MADRE

Pasados los primeros dos meses, comencé a ver resultados positivos y una capacidad asombrosa para enfrentar el tratamiento.

Yo creo que mi condición física, un espíritu optimista y seguir al pie de la letra las recomendaciones médicas fueron los aspectos claves. Lograba manejar los efectos secundarios y no tenía complicaciones mayores en los impactos de las drogas. Esto ayudó mucho a reducir la incertidumbre.

Sin embargo, si bien los resultados continuaban siendo positivos, la velocidad de los mismos no correspondía con la esperada y se presentaban inconvenientes. Los meses pasaban y la rutina era agotadora.

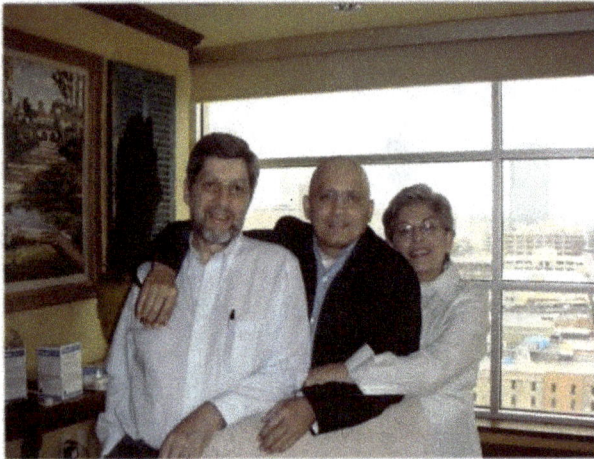

Con mis acompañantes, Papá y Mamá, en el apartamento

Debía estar todos los días en la clínica para exámenes de laboratorio y cada semana tocaban exámenes más rigurosos, como los PET scan, biopsias de médula y las resonancias magnéticas (MRI). El catéter permanente en el cuello y un número promedio de 20 pastillas diarias eran extenuantes.

A veces se agotaba la paciencia. La separación de mis hijos y ver a Daniela lidiar simultáneamente con dos pacientes (su mamá y yo) se convertía en algo muy complejo para mi. Al final de una de esas maratónicas sesiones de MRI, agotado y frustrado, pasé con Daniela por un pasillo de la clínica y noté un cuadro que me recordó una calle de París. Me volteé y le dije, "mi amor cuando termine este protocolo y me recupere nos vamos a ir a París con los niños a tomarnos un brunch en un café como ese y celebrar que seguiremos juntos por mucho tiempo".

Los trasplantes de células madres fueron de las experiencias más duras que he tenido en mi vida. La idea de matar la médula ósea para restituirla con tus propias células madres es una genialidad científica, pero algo física y psicológicamente horrible. Además en Little Rock lo hacen dos veces seguidas. Quedas completamente drenado de energías y mentalmente desorientado. Dichos trasplantes están divididos en dos etapas.

La primera, es un proceso preparatorio que consiste en la recolección de la mayor cantidad posible de células madres que deben ser congeladas y preparadas. Para ello te suministran una sustancia que promueve la producción acelerada de células madres por parte de la médula ósea, para que se diseminen por todo el torrente sanguíneo. Es allí donde te conectan, durante aproximadamente tres horas, a una máquina que recibe la sangre de tu cuerpo, separa y almacena las células madres y te inyecta la sangre nuevamente. La segunda etapa del trasplante ocurre un tiempo después y en la misma te suministran una sustancia muy fuerte que elimina la médula ósea, luego te inyectan las células madres, previamente almacenadas y congeladas, para que restituyan progresivamente la médula ósea. La recuperación es lenta, delicada y dura.

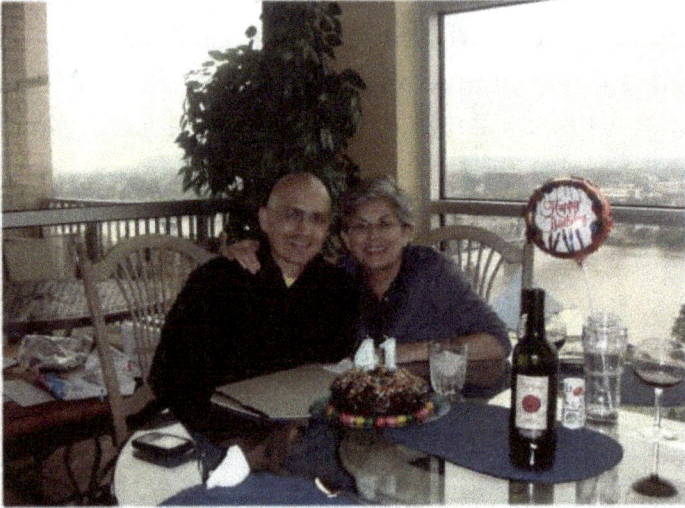

Con mi Mamá celebrando mis 41 años en el apartamento de Little Rock. A partir de ese día mi cumpleaños es un momento muy especial para mí.

Durante el proceso de recuperación del segundo trasplante, mi buen amigo Michael quien vivía en Chile, me propuso que celebraría sus 40 años en una ciudad cerca de Little Rock, con varios de nuestros amigos del postgrado, con el objetivo de que yo pudiera asistir o ellos pudiesen visitarme. Todo estaba planificado para que un sábado llegasen a mi casa para almorzar y reencontrarnos después de varios años. Lamentablemente, esa mañana comenzó un dolor muy fuerte en la cavidad abdominal que no me permitía moverme. Esto me obligó a cancelarles la visita y gestionar mi entrada a la emergencia del hospital. Recuerdo que fue una frustración tremenda no haber podido ver a mis amigos luego de tanto esfuerzo por parte de ellos. Les estaré agradecido siempre por ese gesto tan especial.

En la emergencia del hospital acompañado por mi Papá, me comenzaron a suministrar morfina para calmar el dolor. Yo veía su cara de preocupación al retorcerme por un dolor muy fuerte que no parecía ceder. Luego de varias dosis de morfina y habiendo perdido el conocimiento, me llevaron a terapia intensiva, de la cual pude salir después de seis días. Daniela pudo acompañarme durante los últimos tres días, al cabo de los cuales regresamos al apartamento. Esa noche a las tres de la mañana sonó el teléfono y era mi cuñado para dar la noticia que María Fernanda, la mamá de Daniela, acababa de fallecer. No podíamos creer lo que estaba pasando y la simultaneidad de acontecimientos que nos había tocado enfrentar durante los últimos meses. Luego de llorar y descargarnos un rato, con una tristeza profunda Daniela debió salir de inmediato para Caracas al entierro de su madre, dejándome aún convaleciente después de esos seis días de terapia intensiva. Pero simultáneamente mi mamá, siempre lista, debió salir de emergencia desde Caracas para poderme acompañar en Little Rock y ayudarme a continuar mi recuperación. Con muchísima tristeza lamenté no haber estado con Daniela, durante el entierro de su madre.

Posteriormente a estos eventos, tuve que hacer cambios en el cronograma del tratamiento y dedicar más tiempo libre entre ciclos para poder recuperarme mejor psicológicamente. Esto retardaría el tratamiento pero sentía que era indispensable para poder terminarlo. Pensando en esto actualmente, para mí el reto de esta enfermedad es 50% físico y 50% mental. Ambas cosas deben ser atendidas con la misma fuerza y prioridad.

LA CONSOLIDACIÓN

Pasado el sexto mes, los resultados comenzaron a indicar que mi recuperación era inminente. Es allí donde la quimioterapia de consolidación comenzó. Durante esta etapa empecé a ver con mayor claridad mis posibilidades de éxito. Las dosis eran menores y me sentía mejor. Podía dedicar tiempo progresivo a otras actividades. Por ejemplo, a estructurar los planes familiares para mi regreso a Caracas, comprender un poco las circunstancias en las cuales se encontraba la empresa y empezar a hacer algunos compromisos con ambas cosas. Mi foco de acción por fin comenzaba a cambiar.

Adicionalmente, durante esta etapa tuve suficiente tiempo libre, cuando no estaba drogado, para pensar cuáles eran las razones por las que había contraído esta grave enfermedad y lo más importante, ¿Qué debía cambiar en mí para evitar a toda costa que no recurriera?

Para los pacientes de cáncer, hay dos batallas muy claras. La primera, muy inmediata y de inmensos contratiempos y dificultades, es lograr la remisión, caracterizada por procesos de quimioterapia y trasplantes dolorosos y agotadores, tanto física como mentalmente. La segunda, menos inmediata pero muy trascendente, es lograr mantener la remisión indefinidamente.

EL DESENLACE DE LA PRIMERA BATALLA

Para el 31 de Octubre de 2008 había logrado ganar la "Primera Batalla" y volver a reunirme con mi familia en mi casa de Caracas, Venezuela. Había terminado el tratamiento de altas dosis de quimioterapia y llegado a remisión completa. En esa fecha y antes de salir de Little Rock, escribí un documento llamado "Ultimo Parte" donde hacía el recuento de mi visión de los acontecimientos y les expresaba a mi familia y amigos cercanos, mi profundo agradecimiento por el apoyo y soporte que me habían dado. Les manifestaba que mi recuperación había sido posible gracias a todos ellos y al ambiente tan favorable que se creó durante "el retiro".

Las manifestaciones de agrado al documento no se hicieron esperar y todos me agradecieron que hubiese dejado por escrito mi visión de esta etapa. Sin embargo, una de mis tías me dio un feedback que me dejó muy pensativo y que sería parte importante de mi reflexión posterior. Me dijo: "mi amor es increíble que en ningún momento mencionas a Dios en tus agradecimientos, es sobre todo gracias a Él que has podido recuperarte".

PARTE II

REFLEXIONES PARA EL INICIO DE LA SEGUNDA BATALLA

Como comenté en la sección anterior de este relato, durante el transcurso de la "Primera Batalla" comencé a ver resultados positivos, que me permitieron pensar que podría ser exitoso en ella y salir victorioso. Entonces, inicié un proceso de búsqueda y reflexión sobre las cosas que debía investigar, aprender y cambiar, para hacerle frente a lo que tenía por delante y optimizar en lo posible mi chance de lograr ese objetivo.

Decidí revisar la literatura sobre esta enfermedad y reunirme con especialistas en distintas categorías, desde técnicos de la medicina tradicional, como oncólogos e internistas, pasando por psiquiatras, psicólogos y psico-neuroinmunólogos, hasta llegar a especialistas en medicina no tradicional (China, Indú y Budista), reflexólogos, acupunturistas y sanadores.

Mientras comenzaba a vivir esta "Segunda Batalla" me percaté de su largo alcance y de la necesidad de tener mucha determinación. Pero además, me di cuenta, tarde por cierto, de que si antes de la enfermedad hubiese tenido el conocimiento que tengo ahora, mi capacidad de prevenirla hubiese sido mucho mejor

He querido resumir en los próximos puntos, los aspectos más relevantes de mi aprendizaje, buscando una forma sencilla y rápida de transmitirlos con las fuentes que encontré, para que si alguno de ustedes quiere profundizar en ello, pueda hacerlo.

EL CÁNCER ES PRINCIPALMENTE UNA ENFERMEDAD EMOCIONAL

El Dr. O. Carl Simonthon en su libro "Getting Well Again" (1), hace una referencia muy interesante a los antecedentes inmediatos a una enfermedad de alto riesgo. Indica que su desenvolvimiento viene normalmente precedido por seis meses a un año de crisis emocionales antes del diagnóstico. Además, expone estadísticamente cuales son las crisis emocionales que comúnmente tienen más impacto en las personas para que se desarrolle una enfermedad de alto riesgo. Algunos ejemplos son la pérdida de la pareja, el divorcio y ser despedido de un empleo.

Ahora bien, estas crisis emocionales, que producen un nivel de stress importante, no son las que causan la enfermedad, sino las que permiten que la misma se desarrolle. Nuestra habilidad de manejar ese stress es lo que evitará que nuestro sistema inmune se afecte por un período prolongado y se desarrolle la enfermedad.

Está bien documentado por el Dr. David Servan-Schreiver, en su libro "Anticáncer" (2), que todos los seres humanos tenemos células cancerígenas en nuestro organismo y que la supresión prolongada del sistema inmune permite que dichas células se reproduzcan rápidamente, hasta el punto en que al sistema inmunológico le es imposible desecharlas, con lo que se desarrolla ampliamente la enfermedad.

También pareciera haber evidencias estadísticas sobre la relación existente entre los tipos de personalidades y el desarrollo de enfermedades, según describe el psicólogo Paul Susic M.A (3). La personalidad "tipo A" se caracteriza por personas impacientes, de mucha energía, ambiciosas y soberbias, las cuales comúnmente tienden a desarrollar enfermedades coronarias. La personalidad "tipo B" es aquella caracterizada por personas que viven la vida más lentamente, son más relajadas y pacientes, las cuales comúnmente tienen poca asociación con enfermedades coronarias o cáncer. La personalidad "tipo C" es aquella caracterizada por personas introvertidas, respetuosas, complacientes y cumplidoras, que son aquellas que comúnmente tienden a desarrollar el cáncer. Si bien las bases estadísticas de esto son poco contundentes, los psicólogos dan varias evidencias sugestivas de que esto puede ser real.

TEMPRANO ES VIVIR

La medicina occidental tradicional permite atacar y actuar eficazmente ante las enfermedades ya desarrolladas. Mientras más temprano y rápido se actúe sobre ellas, más posibilidades habrán de controlarlas. Mantener chequeos regulares es la clave del éxito para lograr las detecciones tempranas del cáncer, que es cuando las estadísticas son más promisorias. Los diagnósticos de cáncer, según el American Joint Committee on Cancer, se clasifican en estados según tres factores principales: Factor T, basado en el tamaño del tumor principal; Factor N, basado en el hecho de si se ha expandido o no a los nodos linfáticos inmediatos; Factor M, basado en el hecho de que si se ha expandido o no a sitios remotos del cuerpo. Estos estados permiten tener una idea de la prognosis del paciente y sus probabilidades de éxito. Existen diferentes tipos de clasificaciones para distintos tipos de cáncer, sin embargo el principio es el mismo. Un cáncer detectado en un estado inicial tiene sustancialmente mayores probabilidades de ser curado que uno avanzado. Eso sólo depende de nuestra disciplina de exámenes regulares.

EL STRESS NO SE EVITA, SE MANEJA

Si el cáncer es una enfermedad principalmente emocional, entonces una creencia típica es que cuando uno la sufre, debe dejar las actividades que previamente estaba haciendo, para lograr un modo de vida más relajado y menos estresante.

Mi conclusión sobre esto, luego de tener una respuesta muy consistente entre todos los especialistas con los cuales me reuní, es que uno tiene que hacer lo que más le gusta. Las crisis emocionales pueden surgir de cualquiera de las actividades o interrelaciones que tiene uno en la vida. Si uno no hace lo que más le gusta, el stress y los desbalances son aún mayores.

El verdadero problema no es el stress, sino la manera de liberarlo para evitar una acumulación crónica de desbalances, que promuevan el desarrollo del cáncer.

Ahora bien, quizás el entrenamiento más común sobre manejo del stress es aquel que se desarrolla en las escuelas de gerencia. Este se enfoca en cómo manejar situaciones de tensión, para mantener el control de las mismas. Lo que no es tan común, y a mi juicio poco desarrollado, es el entrenamiento asociado a cómo liberar el stress.

Mi analogía es que la presión de salida debe ser equivalente a la presión de entrada, sobre todo cuando esta última se incrementa por situaciones de crisis, ya sea personal o profesional. La pregunta entonces es, ¿Cómo hacerlo mejor? ¿Cómo lograr un bienestar integral mayor y cómo promoverlo?

EL VERDADERO BIENESTAR NO PARECE LOGRARSE SIN EL ORIENTE

En mi búsqueda de respuestas y por las investigaciones que pude hacer, me convencí de que sin entender los conceptos tradicionales orientales de medicina preventiva es difícil lograr ese bienestar integral.

Previamente a este incidente que me tocó vivir, mi conocimiento y curiosidad por aprender o tan sólo conocer sobre medicina no tradicional, era casi inexistente. Yo atribuiría esta apatía a mi formación técnica, en la cual cualquier aspecto que se acercara a lo esotérico o resultara poco objetivo, era difícil de asimilar y poco atractivo para dedicarle un tiempo mínimo.

Resulta que las prácticas milenarias de la medicina China, los conceptos de bienestar de la India y las prácticas cotidianas de los budistas, contienen unos conceptos sencillos, pero impecables, para lograr un balance adecuado en el ser humano que permita una prevención eficiente de enfermedades y males.

Desde que conozco del tema no dejo de preguntarme, cómo puede ser que la medicina occidental no haya incorporado rápidamente algunas de estas prácticas al tratamiento integral del ser humano. En muchas ocasiones he hecho esta pregunta a algunos médicos y pocas veces he obtenido una buena respuesta. Su entrenamiento está concentrado en corregir las enfermedades o los problemas del paciente, utilizando métodos eficientes y todo el sistema está organizado para ello y no para la prevención.

Creo que para lograr un bienestar integral es indispensable combinar adecuadamente las prácticas orientales con las occidentales.

Lo que está detrás de los conceptos orientales de prevención es que el bienestar integral se puede alcanzar en la medida que se fomenten e integren el espíritu, la mente y el cuerpo.

El aporte de cada uno es muy específico e indispensable. Cada uno juega su rol. Lo ideal es lograr que el espíritu controle la mente y esta última al cuerpo.

Si la mente no es controlada por el espíritu, las emociones estarán constantemente afectando el cuerpo. En momentos de crisis, esas emociones pueden ser muy intensas y duraderas, causando profundos desbalances en el cuerpo, con lo que aparecen las famosas enfermedades de bajo y alto riesgo.

En mi reunión con el sanador y monje budista Félix López y el médico (terapeuta) chino Ming Li, me expresaron dos conceptos muy sencillos pero que me ayudaron a comprender este tema.

El sanador me dijo: "Los budistas buscamos a través de las técnicas milenarias de meditación, lograr que tu espíritu interior tenga un espacio mayor en tu bienestar y logre hacer que la mente pare, se detenga". Esto asegura que la misma pueda descansar verdaderamente y logre hacer descansar al cuerpo, evitando la continua inyección de emociones. También me comentó que es inmenso el prejuicio occidental de que parar la mente o ponerla en blanco reduce la productividad. En el fondo es todo lo contrario. No hay manera de descansar verdaderamente si esto no ocurre y el individuo siempre será más productivo al hacerlo plenamente. Además, este budista me comentó que si la mente domina la vida y no el espíritu, no tendrás nunca un verdadero control de ella.

Por otro lado, el médico (terapeuta) chino me explicó su aproximación a la medicina a través de las energías del cuerpo. Para la medicina china si la energía que fluye a través del cuerpo presenta desbalances, medidos en términos del Ying y el Yang, es cuestión de tiempo para que aparezca alguna enfermedad. Por lo tanto, su foco principal es lograr balancear las energías antes de que sea tarde. Para eso, utilizan técnicas milenarias que trabajan el espíritu y la mente, como son el Yoga, el Tai-chi y la acupuntura. Para que el efecto sea duradero, adicionalmente, hacen mucho hincapié en la correcta alimentación.

Estos conceptos sencillos, pero de inmensa complejidad práctica, están muy bien desarrollados en dos referencias bibliográficas: La primera de ellas es "Energy Medicine", de Donna Eden (4), que explica extensamente como los orientales analizan las energías del ser humano y como las tratan para prevenir y curar. Inclusive hace una referencia muy interesante a la filosofía aplicada en las provincias chinas. Eden comenta que en esas provincias, los individuos le pagan al médico en la medida en que están sanos, ya que el mismo tiene como trabajo fundamental mantener al ser humano balanceado en sus energías. En el momento en que la persona enferma, el pago ya no aplicaría. Esto refleja contundentemente lo que está detrás de la prevención como mecanismo de bienestar.

La otra referencia bibliográfica es "The Fall of The Human Intellect", por A. Parthasarathy (5), creador de la técnica Vedanta. En este libro se expresa muy claramente como el intelecto debe ser el que controle tu vida y como esto ayuda claramente a un mejor descanso y bienestar. Hace referencias muy prácticas de la virtud de poner la mente en el presente, como mecanismo de felicidad y descanso. Pero además, se refiere a cambios individuales de la persona en el día a día, que son sencillos de entender y aplicar.

Todas estas son referencias orientales. Sin embargo, a través de los años, han surgido movimientos promovidos por médicos occidentales preocupados por la visión reactiva de la medicina tradicional.

Estos han logrado expresar en términos más técnicos, las virtudes e implicaciones de la relación Espíritu-Mente-Cuerpo. Si bien estos movimientos datan de los años 70, han tenido muchos inconvenientes en ser promovidos extensamente en el gremio médico occidental. Quizás los sicólogos y psiquiatras los han utilizado ampliamente pero, a mi juicio, han sido poco exitosos en integrarse con los médicos para llevar a cabo programas con visión de "Bienestar Integral".

La Psico-Neuroinmunología es uno de estos movimientos del cual pude conocer gracias a mi amigo Daniel Gil´Adi quien me guió sabiamente al principio de mi reflexión. Fue un movimiento inicialmente promovido por el Dr. George Solomon (6). En esta especialidad se explica contundentemente, con evidencia médica, como la mente, a través de las emociones, afecta e influye diariamente sobre el cuerpo, a través del triángulo del Sistema Nervioso Central, el Sistema Hormonal y el Sistema Inmunológico.

El concepto más importante detrás de ello es que si la mente puede afectar el cuerpo negativamente, también puede afectarlo positivamente. Esto quiere decir que si la mente enferma el cuerpo, también lo puede curar. Para lograrlo, los médicos que siguen este movimiento, proponen distintos métodos preventivos y correctivos, que pueden ser aplicados y que asimilan a las técnicas orientales, como por ejemplo la técnica de la Visualización Guiada.

Afortunadamente, la Psico-Neuroinmunología ha contado con el aporte invalorable de la Dra. Candace Pert (7), quien fue la descubridora de las moléculas de la emociones (Neuropéptidos) y pudo catalogarlas médicamente y asociarlas a como influyen en el cuerpo. Esto ha permitido bajar los niveles de rechazo en la Medicina Occidental Tradicional y permitir la incorporación y el surgimiento de esta disciplina. La Dra. Pert ha escrito varios libros sobre estos temas. Pero adicionalmente, en Venezuela la Dra. Marianella Castes (8) ha logrado, durante más de 20 años, establecer un conocimiento especializado en esta materia. Sus talleres y charlas son verdaderamente interesantes y útiles.

SIN ESPÍRITU NO SE TIENE UNA MENTE SANA

Durante muchos años mi esposa me comentaba con cierta regularidad que yo era una persona muy poco espiritual, y que si lograba serlo, me haría mucho bien. Yo, por supuesto, no sólo no quería entender qué era lo que decía, sino que además pensaba que estaba completamente equivocada. Yo tenía una formación católica y creía en Dios. ¿Cómo podía ser que no fuera una persona espiritual?

Para mí este concepto fue siempre difícil de asimilar. Recientemente, indagando en el diccionario Larousse no mejoraba mi comprensión de la esencia de ese concepto. Dice así: "Espiritualismo: Doctrina opuesta al materialismo que admite la existencia del espíritu como realidad sustancial".

No fue sino hasta conocer la medicina no tradicional y particularmente, hasta conversar con Félix López, el Sanador Budista y leer sobre la técnica Vedanta creada por A. Parthasarathy, que me di cuenta que mi esposa tenía razón. Yo era quizás la persona menos espiritual del hemisferio occidental. Yo creo que cada persona entiende de una manera distinta este concepto por lo subjetivo del mismo. Sin embargo, a raíz de estás dos conversaciones, logré notar una consistencia en que la espiritualidad es la creencia en algo subjetivo que logre tomar el control de la mente.

Ambos alegaban que si la mente es la rectora de tu vida, estarás siempre fuera de control, ya que la misma es la que maneja las emociones y los prejuicios y no es capaz de descansar sola.

Los promotores de Vedanta llaman a ese algo subjetivo "el Intelecto Sutil", quizás como una manera de explicar mejor este aspecto y lograr una mayor receptividad de personas escépticas en esta materia del espiritualismo.

Ahora bien, cualquiera que sea el nombre que se le de, lo importante es que en la medida en que uno crea en la espiritualidad, estará en mejor capacidad de controlar la mente y por lo tanto, el cuerpo. Muchas personas combinan estos conceptos con sus creencias religiosas y les funciona muy bien. Cada uno ejerce su espiritualidad de manera distinta.

Sin embargo, para mí es un placer haber logrado entender estos conceptos y comenzar una vida espiritual más enriquecedora. Durante muchos años para mí el tratar el cuerpo y mantenerlo en forma y alimentarlo bien era muy importante, y era muy disciplinado haciéndolo. También lo era entrenando la mente, aprendiendo y nutriéndola. Sin embargo, nunca tuve el interés y las ganas de comprender bien lo que es fomentar adecuadamente una vida espiritual. No necesariamente religiosa, sino espiritual.

VIVIR EN EL PRESENTE Y LOS 4 ESCUDOS DE ÁMBITOS DE VIDA

Me he dado cuenta de que mi comprensión del concepto de descanso era incompleta. Como he comentado, para lograr un descanso pleno hay que poder hacer descansar la mente tanto como el cuerpo. Si esto no se logra a plenitud, se produce una acumulación de agotamiento que con en el tiempo, se convierte en crónica.

Por eso es tan importante entender bien lo que comúnmente se llama "despejar la mente", o lo que en la India llaman "vivir en el presente", lo que según los budistas equivale a "parar la mente" o lo que varias tendencias espirituales engloban en el concepto de la meditación. Esta última, no es otra cosa que lograr que la mente esté totalmente en blanco por un período largo de tiempo. Es algo que parece sencillo, pero que resulta ser de las cosas más complicadas de lograr.

He llegado a la conclusión que existen cuatro ámbitos de la vida del ser humano: el personal, el familiar, el profesional y el matrimonial. A mi juicio, los cuatro deben mantener una interdependencia y aprovechados a plenitud, para lograr una vida sana. Esto quiere decir, que los cuatro deben ser atendidos, en todo momento, con la calidad de tiempo proporcional que se merecen.

Lo que normalmente sucede, sobre todo en momentos de crisis de uno de ellos, es que alguno de los ámbitos monopoliza el tiempo de dedicación o la calidad del mismo en detrimento de los demás. Por ejemplo, una crisis profesional puede desembocar en que el tiempo dedicado a ella descuida sustancialmente el dedicado a los otros tres aspectos personal, familiar y matrimonial. En esta circunstancia, la mente se concentra en resolver la crisis profesional y al no tener el tiempo adecuado para atender a los demás ámbitos, no se permite el descanso que surge del cambio de atención. La consecuencia inmediata es que no hay forma de que la mente descanse y, por lo tanto, las emociones negativas no paran de afectar o incidir en el cuerpo. Surgen entonces los desbalances y las enfermedades.

Es indispensable entender que siempre, inclusive en los momentos de crisis, debemos mantener el balance de tiempo de calidad en la atención de los cuatro ámbitos, para que actúe como escudo ante el sobrecargo de la mente.

¿Cuántas veces nos enfrentamos a la situación de llegar a casa y en conversaciones con los hijos o con las esposas, estamos aún pensando en los problemas del trabajo? Llega la hora de dormir y no hemos aprovechado esos momentos para hacer descansar la mente con sólo dedicar tiempo de calidad a la familia o el matrimonio.

Esto es lo poderoso de vivir en el presente. Una buena forma de hacerlo es saltar de un ámbito a otro adecuadamente, atendiendo y disfrutando a plenitud los momentos para descansar la mente.

LA FELICIDAD NO SE ESPERA, SE VIVE

En muchas de las conversaciones que tuve desde que fui diagnosticado, me dí cuenta de que existen muchas personas que no saben que son felices y muchas de ellas que no parecen querer ser felices.

A. Parthasarathy, creador de la técnica Vedanta, hace una referencia muy esclarecedora. Las personas pensamos que experimentaremos la verdadera felicidad cuando ocurran un conjunto de aspectos en el futuro. Por ejemplo, seré feliz cuando tenga un apartamento de 500 mt2. Mientras tanto, somos miserables o no logramos ser felices con lo que tenemos o hemos logrado. Parthasarathy indica, que esto sucede precisamente cuando la mente es la que te controle la vida, en vez del intelecto. Si por el contrario es el intelecto que rige la visión de futuro y de las metas que queremos, la mente, mientras tanto, te de la paz interior para disfrutar de lo alcanzado hasta el momento.

Especialmente en situaciones como la mía, en la que existe una posibilidad muy clara de morir, es más fácil comprender lo contundente de esta afirmación y de la importancia de disfrutar cada aspecto particular de tu vida como mecanismo de mantenerte feliz, independiente del futuro.

MI BIENESTAR INTEGRAL

Lograr un Bienestar Integral es, a mi juicio, incorporar los conceptos y prácticas que he comentado anteriormente, para lograr una vida sana y feliz. Prevenir los desbalances crónicos de la mente y el cuerpo es la manera de mantenerse alejado de las enfermedades de alto riesgo como el cáncer.

En estos momentos, busco la combinación óptima de estas prácticas que se ajuste a mi estilo de vida, pero que me asegure un bienestar mucho mayor al que durante 40 años tuve la mala práctica de evadir. Para ello he decidido aplicar cuatro aspectos adicionales.

En primer lugar, la meditación como mecanismo de poner la mente en blanco y lograr que descanse adecuadamente. Esto se puede lograr como disciplina aislada o con otras técnicas que las combinan, como el Yoga.

En segundo lugar, la visualización guiada, con el objetivo de tratar de influir en mi sistema inmune para mantenerlo en el mejor nivel posible.

En tercer lugar, vivir más en el presente. Esto permite que la mente se concentre en lo que hace en el momento y logre disfrutar y apreciar a mayor plenitud las cosas importantes de la vida.

Por último, he modificado ligeramente mis hábitos alimenticios para incorporar aquellos hábitos de las tradiciones orientales que tienen evidentes efectos positivos en el cuerpo. Lo mejor que he leído sobre esta materia es el libro "Anticáncer Un Nuevo Estilo de Vida" publicado por el Dr. David Servan-Schreiber (2) quien fue sobreviviente por 20 años de cáncer de cerebro.

El Dr. Servan-Schreiber, además de hacer referencia a los conceptos de emociones y espíritu, ofrece una excelente explicación sobre las virtudes de un plan alimenticio adecuado. Este es un plan extenso y muy detallado pero en líneas generales hace referencia a una cantidad de alimentos con propiedades muy favorables para proteger al organismo de forma natural. Por ejemplo, el pescado, el curry, las algas, el té y otros son esenciales para tener una verdadera dieta protectora.

PARTE III

LA SEGUNDA BATALLA Y LA DEL RESTO DE MI VIDA

Al regresar de mi estadía en Little Rock en el mes de octubre del 2008, debía comenzar la siguiente etapa del protocolo, llamada "Mantenimiento". Es a mi juicio otra genialidad de Bartlogie y su equipo. Consiste en aplicar una rutina de quimioterapia más leve en forma semanal, que permite limpiar al máximo y de forma progresiva los residuos de células cancerígenas que quedaron en el cuerpo luego de las altas dosis de quimioterapia y los transplantes. Me esperaban al menos tres años de esta nueva etapa, según lo describía el protocolo clínico que había leído al inicio en marzo.

Sin embargo, se hacía indispensable volver a mi vida normal de trabajo y responsabilidades familiares, a efectos de cambiar definitivamente mi foco de atención. Por lo tanto, definí una agenda para ir retomando poco a poco mis actividades en la empresa e insertándome en la dinámica diaria.

Aquél equipo de trabajo que hacía un año había mostrado un altísimo compromiso de continuar con fuerza el desarrollo de la empresa, me recibió con entusiasmo y la misma energía que había demostrado con mi salida. Les estaré siempre muy agradecido por su profesionalismo durante esos momentos. Afortunadamente y para mi absoluto placer, las cosas estaban o igual o mejor que a mi partida.

Acogí mi regreso a las actividades diarias como padre y esposo con muchísimo placer y con una visión distinta a la que tenía cuando había partido para Little Rock. A raíz de mis reflexiones abordaba mi vida con otra perspectiva y con unas ganas inmensas de disfrutar cada momento con mi familia, como si fuera el último.

Daniela me había regalado un viaje a Canaima en el Estado Bolívar de Venezuela, que resultó ser estupendo en mi proceso de recuperación y reinserción. Cualquiera que haya estado a las orillas de la Laguna de Canaima, o al pie del Salto Ángel, sabe que es un lugar lleno de magia y de una energía especial, muy apropiada para lo que yo estaba viviendo.

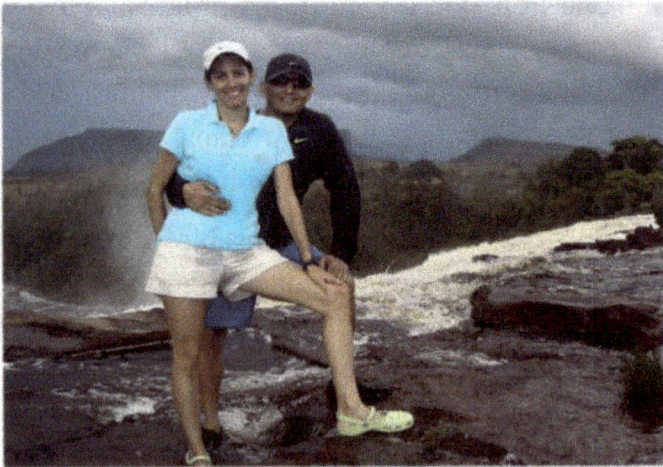

En Canaima, al pie de uno de sus saltos de agua. Al fondo un Tepuy

Al final del viaje tomamos el avión monomotor que nos llevaría del pueblo de Canaima a la ciudad de Puerto Ordaz, para emprender nuestro regreso. El piloto nos informó que pasaríamos sobrevolando el Salto Ángel como despedida.

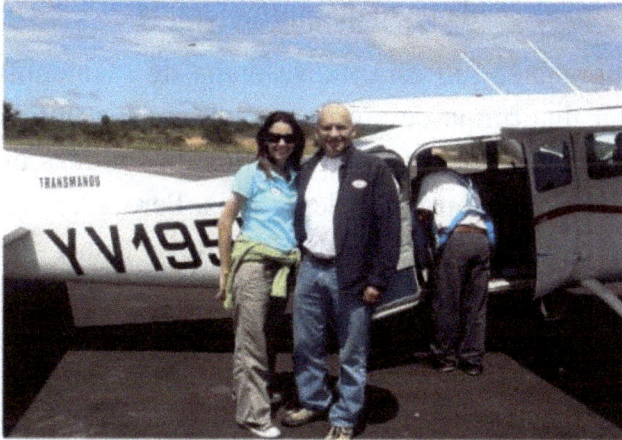

En Canaima, a punto de abordar la avioneta que nos llevaría a Puerto Ordaz.

Luego de ver esa majestuosidad, cuando volábamos por el valle de los Tepúes, el motor del avión se apagó por alguna razón desconocida. Afortunadamente, el piloto pudo recuperarlo rápidamente antes de que comenzáramos a descender. Fueron varios segundos de terror que experimentamos los cinco pasajeros, que causó un silencio absoluto por el resto de los sesenta minutos de vuelo hacia Puerto Ordaz.

Al aterrizar, Daniela y yo nos abrazábamos de la alegría y bromeábamos sobre que me había hecho inmune a cualquier peligro.

En tres meses logré recuperar mi aspecto normal. Me había crecido el cabello nuevamente, había desaparecido el color amarillo típico de las altas dosis de quimioterapia y mi condición física se recuperó rápidamente, ya que nunca dejé de montar la bici durante mi estadía en Little Rock. Por supuesto lo hacía entre cada ciclo de quimioterapia.

Ahora bien, en esta nueva etapa de mantenimiento debía afrontar una rutina de quimioterapia por vía intravenosa todos los lunes, una por vía oral todos los días y unas drogas de soporte en ciclos continuos de 28 días. Pero adicionalmente, debía hacerlo al mismo tiempo que llevaba una rutina normal, caracterizada por la semana de trabajo, los viajes de negocios, los fines de semana con las actividades de los niños, el matrimonio y sus encantos, las reuniones con los amigos y las actividades sociales necesarias.

Eso resultó ser mucho más complejo de lo que imaginaba. Debía manejar los efectos secundarios del tratamiento en situaciones ya más complejas. Por ejemplo, enfrentar reuniones en la oficina o problemas urgentes en el negocio, pero acompañados de mareos luego de una mañana de quimioterapia. Un sábado en la mañana con mi hijo queriendo ir a montar bici y yo, su papá, la persona que él considera indispensable para acompañarlo, con un cansancio tremendo y falta de aire. Mi esposa en algunos casos enferma o en viaje de negocios, y yo, con problemas respiratorios teniendo que atender los aspectos de la casa.

De modo que requería una fortaleza física y mental más allá de lo que había sido mi expectativa para esta etapa y me percaté de que la "Primera Batalla", clave para sobrevivir e

inmensamente difícil, tenía las ventajas de ser corta y focaliza-
da. Esta "Segunda Batalla" es larga, lenta y muy desgastante.
Se hacía entonces indispensable fortalecerme aún más como
individuo, aplicando las lecciones aprendidas en mis reflexiones.

Desafortunadamente, fue durante este período cuando comenzamos a sentir en la empresa los efectos negativos de la
crisis mundial que se desencadenó en agosto 2008. Varios
proyectos fueron cancelados y/o pospuestos y nuestro mercado
pasó mucho tiempo sin recuperarse. Al igual que muchas otras
empresas, debimos enfrentar una situación de crisis sin prece-
dentes. La misma generaba situaciones de muchísimo estrés
que había que atender. Fueron meses de mucha angustia y ar-
duo trabajo para lograr asegurar que nuestra empresa se mantuviera operando. Simultáneamente, en nuestro país Venezuela, se profundizaba la crisis política, con amenazas hacia el
sector privado y por lo tanto, hacia nuestra empresa.

A diferencia de crisis anteriores, en ésta yo conocía la importancia de aplicar mis nuevos conocimientos y reflexiones
para asegurar no cometer los errores del pasado y así evitar
una masiva recaída. Todos los días me cuestionaba si estaba
aplicando adecuadamente mis conceptos de medicina preventiva, la utilización de las virtudes de los cuatro ámbitos de vida, la mente en el presente y con actitud positiva y la consecu-
ción de una condición física óptima. Para mí esto ya no era un
ejercicio teórico sino una necesidad práctica impostergable, ya
que me estaba jugando la vida.

PANAMÁ

Para atender compromisos laborales propios y de mi esposa, decidimos mudarnos a Panamá en julio del año 2009. Además, teníamos la convicción de que un ambiente de playa, sin altura, más tranquilo que Caracas, sería un éxito para someterme a mi tratamiento de "Mantenimiento". La logística podría ser más favorable para cubrir la dinámica de las quimioterapias, en un ambiente pequeño y con un soporte médico de alta calidad, como lo habíamos percibido en nuestras visitas previas.

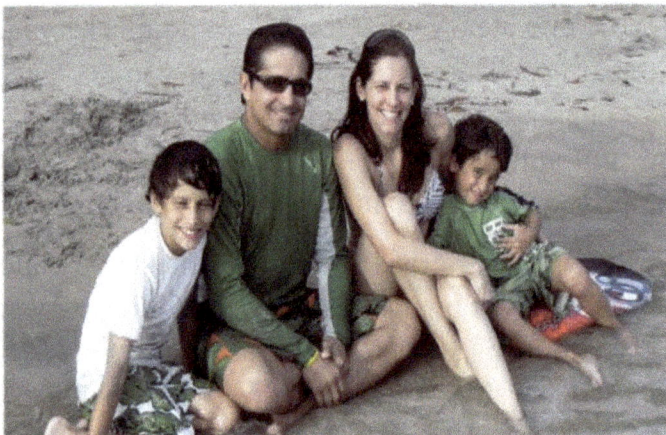

En una de las playas de Bocas del Toro, Panamá.

Semanas antes de nuestra mudanza, recibí una llamada de mi amigo Andrés. Quería una orientación con respecto a los trasplantes de médula ósea. A Andrés le habían diagnosticado una Leucemia dos meses antes de mi diagnóstico de Mieloma. Decidió llevar a cabo su tratamiento en la ciudad de Houston, y por tratarse de un cáncer de Sangre, su protocolo tenía algunas similitudes con el mío.

Pasábamos ratos compartiendo experiencias y tips de acciones y soluciones para manejar los efectos secundarios. Pero sobre todo, llegamos a desarrollar una relación muy especial donde nos animábamos y nos ayudábamos en los momentos más difíciles. Andrés ya se había mudado a Panamá, pero como producto de una recaída debió viajar a Houston nuevamente para someterse a un trasplante de médula ósea. En su caso debía ser un trasplante alogénico, es decir, con células madres de un tercero.

Estuvimos una hora conversando sobre los aspectos claves a considerar en ese procedimiento y sobre todo aquellos necesarios para una recuperación efectiva.

Estaba entusiasmado porque había conseguido un donante perfecto para su trasplante y estaba convencido que era una muy buena opción para él luego de la recaída.

Andrés no logró recuperarse del trasplante, luego de luchar varios días contra una infección. Murió al lado de su querida esposa que lo había acompañado en todo ese proceso. Para nosotros fue un golpe tremendo. Yo había perdido a mi compañero de lucha más cercano y Daniela a un amigo de larga data. Fueron días de llanto y profunda tristeza. Lo recordaremos siempre.

Quien puede más

Efectivamente nuestras expectativas de mudanza a Panamá se cumplieron plenamente. Mi logística de tratamiento fue y sigue siendo sustancialmente más sencilla que en Caracas y el ambiente sano y cordial de la ciudad ha contribuido enormemente en mi recuperación. La calidad y efectividad del equipo médico del Centro Hematooncológico Paitilla y la atmósfera de progreso y desarrollo del país es de gran ayuda para generar una actitud positiva tan necesaria en estas circunstancias.

Panamá tiene las condiciones perfectas para lograr establecer una rutina de ejercicio que poco a poco me mantuviera en el mejor estado físico posible para contrarrestar los efectos de la quimioterapia. Dedicaba varios días de la semana a la bicicleta, inclusive aquellos en los cuales había tenido una infusión de quimioterapia.

Sin embargo, tres años es un período muy largo y nuevamente la rutina comenzaba a desgastar: los efectos secundarios semanales, la angustia continua por los resultados de los exámenes de laboratorio que determinan si el Mieloma está o no progresando, las visitas trimestrales a Little Rock para someterte a muchos exámenes, laboratorios, biopsias, MRI, PET Scan, etc. La espera de resultados se convierte en una cruzada por mantener la calma y la cordura. Por último y lo mas difícil, es la incertidumbre que afecta la capacidad de planificación de futuro de la familia.

Esta es la verdadera pelea ante el cáncer, un enemigo con una tremenda capacidad de poder rodearte y someterte a incertidumbres y circunstancias poco comunes que de manera continua van minando nuestra tu capacidad de defensa física y mental, hasta que nos rendimos, inclusive estando en remisión. Debemos anticiparlo y pelearlo con firmeza de mente, cuerpo y alma. Con muchísima determinación y paciencia.

En diciembre de 2011, ya se cumplían los ciclos de mantenimiento según definía el protocolo clínico.

Estaba entonces previsto que en mi visita a Little Rock, se decretase el fin del tratamiento dado mi estado de completa remisión. Ante esa circunstancia, comencé a tener episodios de mucha angustia al pensar que, sin medicinas, podría recaer rápidamente. Quien lo imaginaría, tenía ya casi cuatro años en tratamiento queriéndolo terminar y llegado el momento, no parecía poder hacerlo. Me di cuenta que estaba listo físicamente pero no psicológicamente para pasar a una siguiente etapa. Efectivamente, luego de la reunión, el Dr. Bartlogie decidió extender 8 meses más el tratamiento con unas dosis muy reducidas para ver como reaccionaba. Bartlogie parecía haberme leído la mente y detectar que aún no contaba con la fortaleza necesaria. Creo que su decisión de un aterrizaje suave fue la adecuada en ese momento.

Sin embargo, me sentía feliz de estar recuperado físicamente y haberle cumplido a Daniela con mi promesa de aquel día en la clínica. Para celebrar, nos fuimos con toda la familia a París y en un café parecido al del cuadro del pasillo de la clínica en Little Rock, brindamos por lo felices que estábamos. Al ver a mis hijos reír, no dejaba de pensar en lo afortunado que había sido en poderlos seguir disfrutando y recordar lo duro que fue esa última mirada que les había dado antes de salir para Little Rock, pensando que quizás no regresaría y que además ellos no lo sabían.

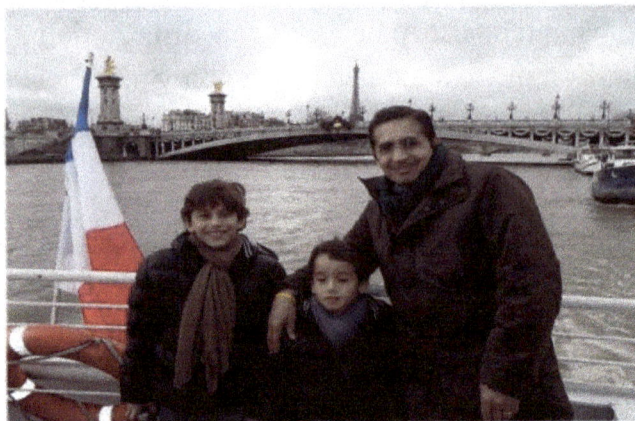

En Paris con la familia, celebrando la recuperación.

De regreso a Panamá, sabía que debía trabajar en fortalecerme psicológicamente a dejar el tratamiento y tener la fortaleza de mente necesaria para pensar que si lograba el balance y
aplicaba lo aprendido en mis reflexiones, aún sin medicinas,
podría ser exitoso. Durante esta etapa, tuve nuevamente que
consultar con psicólogos y otros especialistas para poder generar ese nivel de confianza que necesitaba.

Nueve meses después, en agosto de 2012, durante la siguiente visita de chequeo en Little Rock y luego de una semana de exámenes, Daniela y yo esperábamos la reunión de cos-
tumbre con el doctor Bartlogie. Entramos a su oficina con
alegría de saludarlo de nuevo, pero con la típica sensación de
angustia y preocupación. El Doctor, luego de revisar con dete-
nimiento los resultados médicos, se inclinó hacia atrás en su
silla y con una mirada profunda nos dijo: "Luis I think it is ti-

me to quit treatment, you are very well". Daniela y yo saltábamos de la emoción y no podíamos creer lo que estaba pasando. Bartlogie con una sonrisa parecía regocijarse al ver como había logrado recuperar a un paciente más. Yo por mi parte, ya me sentía preparado para atreverme a pasar a una nueva etapa.

LA SUERTE TAMBIÉN VALE

Por otra parte, siento que he tenido mucha suerte. Los avances del grupo de Bartlogie en estos años han sido impresionantes. Las estadísticas de supervivencia en Mieloma producto de sus protocolos se han duplicado. Ya el 90% de sus pacientes sobreviven cinco años y luego de eso tienen las mismas probabilidades de muerte del Mieloma que de cualquier otra enfermedad. Ya se habla de un protocolo de cura (Myeloma Cure), que están empezando a aplicar en Little Rock. Es aquí donde quedó demostrado que la profunda y cuidadosa investigación hecha para escoger la mejor opción médica posible, resultó no solamente favorable sino acertada.

Cinco años después de mi diagnóstico, me encuentro a escasos siete meses de haber eliminado el tratamiento médico. Esto es una bendición y un alivio difícil de expresar. Continuará la incertidumbre de una eventual recaída y de que los métodos alternativos y preventivos sean ahora los protocolos válidos para mantener el Mieloma en remisión. Posiblemente, vendrán momentos complejos y poco previsibles para los cuales espero estar preparado. Esta será la batalla del resto de mi vida.

Mientras tanto, disfruto al dedicar algún tiempo a ayudar a pacientes con cáncer a sobreponerse en las etapas iniciales y a prepararse para luchar exitosamente. En ocasiones lo hago a través de charlas y presentaciones, en otras, simplemente en conversaciones personales y telefónicas.

Por último, podría decir que el Mieloma me ha enseñado mucho y me ha hecho una mejor persona y ciudadano, un mejor padre, un mejor esposo y un mejor profesional. Parece mentira, lo he aprendido a aceptar y quizás me haya acostumbrado a "dormir con el enemigo". Ya les contaré.....

BIBLIOGRAFÍA

1. *Getting Well Again*. MD. O. Carl Simonthon. Bantam Books. 1992

2. *Anticáncer a new way of life*. MD. David Servan-Scheiber. 2010

3. Paul Susic M.A Licensed Psychological Consulting P.C

4. *Energy Medicine*. Dona Eden with David Feinstein, Ph.D. Penguin Books.2008

5. *The Fall of The Human Intellect*. A. Parthasarathy. Segunda edición. Vakil & Sons. 2007

6. *Psico-Neuroinmunología*. MD George Solomon

7. *Molecules of Emotions*. Candace Pert PhD. The Scientific Basis Behind Mind-Body Medicine. Scribner, 1997

8. *Talleres de Psico-Neuroinmunología y Biología de las creencias*. Dr. Marianella Castes. Universidad Central de Venezuela.

www.ingramcontent.com/pod-product-compliance
Lightning Source LLC
Chambersburg PA
CBHW052106270326
41931CB00012B/2908